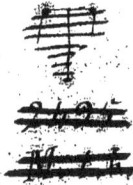

RAPPORT

SUR LE

CHOLÉRA MORBUS ASIATIQUE,

QUI A ÉTÉ OBSERVÉ A BORDEAUX DEPUIS LE 4 AOUT 1832 JUSQU'A CE JOUR,

ET SUR LA NÉCESSITÉ

DU COMPLET ASSAINISSEMENT

DE LA VILLE, POUR DIMINUER LA DURÉE ET PRÉVENIR DE
NOUVELLES INVASIONS DE CETTE MALADIE ;

*Fait au nom d'une Commission de l'Intendance sanitaire de la
Gironde, et lu dans la séance du 12 Septembre 1832 ;*

PAR LE D.ʳ **J. MABIT,**

MÉDECIN CONSULTANT ET MEMBRE DE L'INTENDANCE, etc., RAPPORTEUR
DE LA COMMISSION.

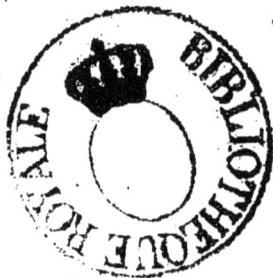

A BORDEAUX,

DE L'IMPRIMERIE DE J. PELETINGEAS, RUE SAINT-REMI, N.° 23.

SEPTEMBRE 1832.

*EXTRAIT du registre des délibérations de l'Inten-
dance sanitaire du département de la Gironde.*

(Séance du 12 Septembre 1832).

M. MABIT, rapporteur de la Commission dont il fait partie
avec MM. DELISLE-SÉJOURNÉ et DUPUY, lit son travail sur
le Choléra morbus asiatique qui sévit à Bordeaux depuis le 4
Août 1832 jusqu'à ce jour, et sur la nécessité de compléter
l'assainissement de la ville, pour diminuer la durée et prévenir
de nouvelles invasions de cette maladie.

Ce rapport est adopté à l'unanimité; l'Intendance décide en
outre qu'il sera imprimé, après que M. le Préfet en aura accordé l'autorisation, et que ce Magistrat sera prié d'en recom-
mander spécialement l'objet à M. le Maire de Bordeaux.

Pour copie conforme :

Le Président, semainier de l'Intendance,

BIZAT JUNIOR.

Le Secrétaire, CLEMENCEAU.

Vu et approuvé :
Le Préfet du département de la Gironde,
LE Cte DE PREISSAC.

RAPPORT

SUR LE

CHOLÉRA MORBUS

ASIATIQUE ou SPASMODIQUE, ETC.,

LU DANS LA SÉANCE DU 12 SEPTEMBRE 1832.

MESSIEURS,

LE Choléra morbus asiatique a été reconnu à Bordeaux le 4 Août dernier.

Toutes les précautions humainement possibles avaient été prises d'avance pour éloigner ce fléau, ou le rendre moins funeste à la population. Depuis plusieurs mois, l'assainissement de la ville était l'objet de la prévoyante sollicitude de l'autorité. Les réparations du pavage avaient fait disparaître de nombreux cloaques ; les balayages et les arrosages donnaient aux quartiers les plus éloignés du centre un air de propreté trop peu commune auparavant.

L'Intendance sanitaire, chargée de veiller à ce que

le Choléra ne fût importé par le commerce maritime, avait favorisé le dévoûment de son médecin consultant, qui était allé à Londres étudier les traits d'une maladie qu'il importe de discerner si promptement; des docteurs, également zélés, étaient allés dans le même dessein à Paris, qui plus tard fut ravagé par cette nouvelle peste. Tous les médecins de Bordeaux s'étaient distribués par arrondissement pour assister les choériques à toute heure et en tous lieux. Un matériel considérable en linge et ustensiles avait été réparti dans douze maisons de secours et deux hôpitaux temporaires, spécialement destinés aux cholériques. Des délégués de l'Intendance sanitaire, aidés par des agens spéciaux, étaient chargés de veiller à ce qu'aucun besoin ne fût inaperçu. Tout avait été disposé pour reconnaître le danger et lui opposer les ressources actuelles de la science.

La charité publique et particulière n'avait pas oublié que la misère est une des premières causes d'insalubrité : par ses bienfaits, la demeure du pauvre fut assainie, et sa famille assurée d'une nourriture saine et suffisante. Une souscription généreuse des habitans de Bordeaux, jointe aux ressources allouées par le Conseil municipal, avait été augmentée par la munificence du Roi.

Le premier cholérique fut observé au grand hôpital Saint-André : les médecins de cet établissement en avertirent de suite l'autorité. Notre digne archevêque, et les premiers magistrats de la ville et du département, ne craignirent pas d'approcher cet infortuné et de lui offrir des consolations, en venant s'assurer que rien ne serait négligé pour servir le malheur.

Le désir de prolonger une fausse sécurité fit essayer, pendant quelques jours, de contester l'existence du Choléra morbus asiatique à Bordeaux ; mais les symptômes sont si évidens, si différens de ceux qu'on observe dans les maladies ordinaires, et la terminaison si brusque, que la prévention seule osa nier que ce fléau, qui s'attache surtout aux grandes populations, eût fait irruption dans notre ville.

Les progrès du mal furent d'abord peu sensibles. Le premier cas se présenta le matin du 4 Août ; un second se montra dans la soirée. Il n'en fut plus constaté dans l'hôpital jusqu'au 10. Ces cas se succédèrent ensuite par trois ou quatre jusqu'au 13, et ce n'est que depuis lors qu'on en a déclaré, tant à domicile que dans les hôpitaux, sept ou huit par jour. Cependant, en un seul jour il y a eu dix-sept déclarations, une fois seize, une fois quatorze, deux fois douze et deux fois onze.

L'observation attentive de ces cholériques fit remar-

quer l'absence de quelques symptômes fréquens à Paris;
aucun malade ne nous a présenté ni les doigts rétrac-
tés et crochus, ni les pupilles inégalement dilatées.
L'un des médecins du grand hôpital , éclairé par l'his-
toire des ravages du Choléra et de sa marche ordinai-
re, bien que souvent irrégulière, annonça à l'autorité,
à la fin de la troisième semaine, que les-progrès du
choléra semblaient ne devoir plus s'accroître. L'inten-
sité de la couleur bleue des cholériques caractérise les
premières phases de cette maladie. En Mars dernier,
il n'y avait plus de cholériques bleus à Londres, où
la maladie était sur son déclin. A Paris, en Avril,
époque à laquelle elle était à son plus fort degré, tous
présentaient cette coloration effrayante, dont la diminution sensible à Bordeaux, vers la fin d'Août, fit pré-
sumer que le fléau ne tarderait pas à disparaître.

Tout confirme encore aujourd'hui cette pensée, que
le Choléra ne laissera parmi nous que de faibles traces,
relativement à notre population. Les observateurs es-
timent que la durée moyenne de la maladie est de neuf
semaines. Ils ont publié que la mortalité des six der-
nières semaines équivaut à peine à celle des trois premières; dans le cours de celles-ci, il y a eu à Bordeaux
quatre-vingt-dix cholériques dont soixante et un sont
morts; mais cette prévision ne nous paraît exacte que

pour les villages. Dans les grands centres de population, on a constaté qu'on se rapproche davantage de la vérité en estimant à trois mois la durée de la maladie, et en supposant la perte des deux derniers mois égale à celle du premier. Bordeaux a eu, du 4 Août au 4 Septembre, cent quatre-vingt-dix cholériques, dont cent treize morts. Ce résultat n'est point effrayant, si on le compare aux pertes de Paris, Nantes, Orléans, etc.

Le petit nombre des victimes du Choléra a provoqué parmi nous la discussion sur ses causes et son caractère, soit épidémique, soit sporadique. Si on ne prend le soin de définir les termes, chaque opinion peut avoir tort ou raison. Si le nom d'épidémique ne désigne que les maladies qui atteignent à la fois un grand nombre d'individus, on ne peut le donner au Choléra observé dans notre ville; mais ce mot ne devant, dans le sens médical, être appliqué qu'aux maladies qui reconnaissent pour cause un changement ou une altération de l'air atmosphérique, chacun peut encore controverser sur cette grave question.

Il serait moins hasardé de dire qu'il n'est que sporadique, c'est-à-dire, que cette maladie ne frappe que quelques individus isolés, çà et là, d'une manière intercurrente; mais ce n'est pas l'exception d'une localité

qui fixe le caractère d'une maladie déjà observée par
les médecins de la moitié du monde habité ; ceux-ci
ont reconnu et affirmé qu'il est toujours épidémique
dans les villes qu'il prend au dépouvu , et qu'une prévoyante administration peut seule le réduire à ne sem-
bler que sporadique. Edimbourg en offre la preuve ;
celle que fournira Bordeaux n'est pas moins remar-
quable.

La grande question de la contagion n'a pu être ré-
solue d'une manière absolue : nous avons vu plusieurs
cholériques dans la même famille, et surtout dans une
dont l'aisance diminuait l'activité de ce mode de trans-
mission ; mais on n'en peut rien conclure, car le Choléra ayant plus spécialement sévi sur la classe nécessi-
teuse, classe qui a montré non-seulement une grande
répugnance à accepter des secours , mais même une
véritable fureur quand on les lui proposait , il en est
résulté que plusieurs cholériques n'ont reçu d'autres
soins que ceux de leurs familles et dans des logemens
peu aérés. Cependant, le nombre des malades n'a pas
augmenté comme il l'eût fait si la maladie eût été uni-
quement contagieuse, ce qui ne saurait être admis
sans reconnaître aussi l'existence d'une disposition
particulière, qui a été très-rare à Bordeaux, et dont
l'absence ne peut être expliquée, en partie du moins ,

que par l'adoption des mesures que l'Intendance sanitaire avait proposées.

Cette conclusion est encore prouvée par le tableau de la mortalité du Choléra, depuis le 4 Août jusqu'au 12 Septembre.

Nombre total des cas observés et déclarés. . . . 234

	En traitement ou guéris.	Morts.	Total
152 ont été atteints à domicile et ont donné.	41	111	152
69 au grand hôpital Saint-André.............	20	49	69
5 dans les hôpitaux temporaires............	2	3	5
8 à l'hospice des Vieillards..................	3	5	8
	66	168	234

Ce nombre de cent soixante-huit morts donne une mortalité des trois quarts sur celui des malades, et cette proportion est la même pour ceux qui ont été portés au grand hôpital et pour ceux qui ont été traités à domicile. Cette perte paraîtra néanmoins peu forte relativement à notre population de cent seize mille âmes, puisqu'elle n'est que d'un et quart par mille habitans.

La comparaison des décès du mois d'Août en 1831 et en 1832 en fournit une nouvelle preuve. En Août 1831, le total des décès a été de trois cent quatre-vingt-dix-neuf, y compris cinquante-sept morts aux hôpitaux. En 1832, et dans le même mois, il a été de quatre cent cinquante-quatre, y compris quatre-vingt-

deux morts des hôpitaux, dont quarante-deux cholériques. L'augmentation des décès dans ce dernier mois
n'a été que de cinquante-cinq, et encore pourrait-on
retrancher de ce nombre :

17 marins provenant des bâtimens étrangers.

19 ouvriers non domiciliés et appartenant à la population flottante.

La soustraction de ces trente-six morts permettrait
de croire que la population fixe ne perdra guère plus
en 1832, que dans les années exemptes du Choléra.

Le nombre des morts eût été encore moindre, si une
erreur populaire, aussi funeste qu'injuste, n'eût dé-
tourné les malades ou leurs familles d'invoquer des
secours presque toujours efficaces quand ils sont admi-
nistrés au début de la maladie. Les médecins des hôpitaux ont rencontré peu de circonstances où ils aient
pu obtenir ce prompt succès. On en jugera par l'examen des cas observés dans l'un des quatre services de
l'hôpital Saint-André.

Vingt-huit malades y ont été observés dans les quarante premiers jours de l'invasion du Choléra. Il y a
eu douze guérisons et seize morts, ce qui établit
déjà le nombre des guérisons à près de moitié, même
en y comprenant ceux qui sont arrivés moribonds et
n'ont pu être traités. Lorsque tous les médecins au-

ront publié les résultats de leur pratique individuelle,
on sera étonné de la fréquence des cas où ils n'ont
pu être que spectateurs passifs.

On a recherché avec soin les traces de cette maladie
dans le sein de ses victimes, et on a vérifié l'exactitude
de la description des désordres observés partout
ailleurs, comme l'insuffisance de leur explication pour
arriver à un traitement plus rationnel. M. le docteur
Chaumet, chirurgien chef interne de l'hôpital, qui a
dirigé les autopsies des cholériques, a fait remarquer
le premier un état de racornissement des glandes sali-
vaires, les parotides applaties et comme refoulées der-
rière l'angle de la mâchoire, et présentant une densité
supérieure à celle de l'état normal. Cette observation
peut conduire à d'utiles considérations sur le trouble
des sécrétions chez les cholériques.

Nous ne pouvons encore dire quels traitemens ont
été les plus heureux. Chaque médecin a puisé dans ses
études et sa conviction les motifs de la préférence à
donner à l'un des traitemens proposés contre cette maladie, dont la cause et la nature sont encore un mys-
tère. On a remarqué que la méthode antiphlogistique
n'était utile que lorsqu'elle était mise en usage à l'instant même de l'invasion. Les préparations salines, si

vantées à Londres et en Belgique, n'ont pas été aussi avantageuses à Bordeaux.

Dans la division des hommes cholériques, que M. le professeur Dutrouilh partageait avec votre rapporteur, et qui était à chaque instant visitée par tous les médecins de la ville, on a prescrit, dans la période algide, l'ipéca à la dose de dix grains par quart d'heure, jusqu'à ce que ce remède amenât des matières bilieuses, et surtout élevât la température du corps. Les malades étaient désaltérés par l'eau glacée, des sinapismes étaient promenés sur le corps ; des vésicans ont été appliqués sur toute la longueur de la colonne vertébrale ; des émulsions camphrées ranimaient ou soutenaient les forces ; un liniment ammoniacal et cantharidé était opposé aux crampes. On a tenté aussi les lotions à la glace, qui deux fois ont, en six minutes, rappelé la chaleur et l'ont accrue de six degrés R. La diarrhée a été utilement combattue par des lavemens d'eau glacée. Les potions stimulantes ont rarement répondu à l'attente du médecin.

Toutes les fois qu'il a été possible d'obtenir quelques renseignemens des malades portés à l'hôpital, nous avons vérifié que chez tous la diarrhée avait précédé de trois à dix jours l'invasion du Choléra.

Enfin, dès les premiers jours du second mois de l'apparition du Choléra à Bordeaux, on a remarqué (dans ce même service de l'hôpital St.-André), deux cas de Choléra chronique. L'absence de quelques symptômes et la lenteur de la maladie semblent alors indiquer que le mal a perdu de sa force, et que l'organisation lui résiste avec plus d'énergie. Cette variété de marche, observée au déclin de la maladie en Angleterre, n'a été signalée à Paris que le 25 Août dernier, ou à la fin du cinquième mois de l'existence du Choléra dans cette malheureuse capitale.

Ces résultats, dont l'authenticité ne saurait être mise en doute, démontrent les bienfaits de l'hygiène. Cette science, qui a pour but la conservation des hommes réunis en société, nous a fourni les moyens de retarder l'invasion du Choléra dans notre ville, et l'a rendu presque insignifiant pour notre population. Elle doit aussi empêcher sa propagation et sa durée, comme elle saura prévenir ses retours dans notre ville.

L'Intendance sanitaire de la Gironde, assurée de cette vérité, a voulu qu'une commission, composée de trois de ses membres, s'occupât de rechercher quelles mesures pouvaient être encore proposées pour compléter l'assainissement de Bordeaux et de ses environs, et conséquemment empêcher que le Choléra n'augmente le nombre des maladies ordinaires de notre contrée.

Cette commission a d'abord réclamé le concours de MM. les délégués de l'Intendance ; elle leur a demandé un nouvel exposé des causes qui, dans chacun de leurs arrondissemens, peuvent compromettre la santé publique, et des moyens à opposer à ces dangers : MM. les délégués ont répondu à cet appel avec le zèle qui leur a déjà assuré votre reconnaissance.

Vos commissaires, instruits de nombreuses améliorations introduites dans la police sanitaire par l'administration actuelle, ont cru un instant que leur facile mission se bornerait à rappeler quelques détails et à prévenir le relâchement des mesures déjà arrêtées. Mais lorsqu'ils ont eu récapitulé toutes les causes d'insalubrité, qui agissent à l'insu de leurs nombreuses victimes, classé les prévisions dont la société et les lois font un devoir sacré aux magistrats, et enfin comparé les besoins aux ressources existantes, alors ils ont vu leur tâche s'agrandir et les difficultés s'accroître. Le sentiment de leur devoir leur a fait approfondir des détails repoussans en apparence, mais qui, par leur utilité, acquièrent une importance qui honore plus qu'elle ne fatigue ceux qui vont y chercher l'occasion de faire quelque bien.

L'exposition de ces faits vous montrera, Messieurs,
des lacunes affligeantes dans un service dont toutes les
parties doivent être coordonnées; vous y trouverez
des imperfections qui auraient dû disparaître depuis
les progrès des sciences physiques et chimiques. Vous
penserez avec nous qu'il reste beaucoup à faire pour
organiser un système complet de bonne police sanitaire. Cette partie essentielle du service public, trop
négligée jusqu'à ce jour, prouve, plus qu'aucune autre, que pour faire le bien il ne suffit pas de le désirer ardemment. Le zèle des anciens magistrats a dû
rencontrer d'insurmontables difficultés pendant les agi-
tations politiques qui portent l'attention bien plus sur
les personnes que sur les choses.

La commission vient vous soumettre tous ces docu-
mens, qu'elle classera dans l'ordre de leur importance. Elle appellera d'abord votre attention sur les
conditions de la propreté de la ville.

Elle prouvera l'indispensable nécessité d'offrir à la
consommation une plus grande quantité d'eau et d'en
utiliser le superflu pour le complet assainissement de
la ville.

Pour maintenir la pureté de l'air, elle vous priera
de demander une surveillance plus journalière des places, emplacemens, dépôts de matériaux, marchés et

serrages, ainsi que des établissemens destinés à contenir un grand nombre d'individus.

Les services qui ont pour but le maintien de la salubrité publique; l'enlèvement des boues et immondices, les vidanges des latrines et les chantiers d'équarrissage, se perpétuent dans un état d'ignorance, qui en fait de perpétuels foyers d'infection. Les propositions de vos commissaires tendent à éloigner ces dangers.

Ils ont aussi jugé convenable de rappeler les propositions déjà accueillies, d'introduire quelques améliorations dans les secours aux individus et dans le service de l'état civil.

Enfin, prévoyant les rapides progrès de l'industrie manufacturière à Bordeaux, ils ont constaté qu'à côté du bienfait se trouve souvent le danger, que ce dernier ne peut être éloigné que par une attention continuelle sur l'exécution de toutes les règles hygiéniques, et ils pensent qu'un comité spécial devrait être chargé de proposer et de surveiller l'application de ces principes.

A l'indication de chaque inconvénient, la commission joindra celle du meilleur moyen de le faire cesser, et loin de puiser ces mesures dans des théories neuves et douteuses, elle ne vous proposera que des exemples déjà sanctionnés par une longue expérience pratique. On profite ailleurs des perfectionnemens que nous désirons pour notre ville.

La commission réclamerait votre indulgence pour la longueur de ce rapport, si l'importance de la matière avait besoin d'être démontrée dans les circonstances actuelles, si bien appréciées par le rapporteur du Conseil supérieur de santé à Paris, qui, dans sa lettre du 4 Juin dernier, nous disait :

« Puisse Bordeaux être la ville à laquelle soient réser-
» vés, en France, l'honneur et l'avantage d'avoir em-
» pêché le Choléra de se développer parmi ses nom-
» breux habitans !

» Dans la capitale de l'Ecosse, quarante fois la con-
» tagion s'est déclarée parmi les individus séquestrés à
» *Queen's Berry house ;* mais elle ne s'est point propa-
» gée dans la ville, malgré sa population condensée
» de deux cent mille personnes, et cent soixante et onze
» fois la maladie a été étouffée par les mesures sani-
» taires. Les villages infectés autour d'Edimbourg
» étant enfin délivrés de la contagion, cette cité n'a
» plus rien à craindre. L'énergie de ses magistrats, la
» sagesse de ses médecins, ont borné la mortalité cau-
» sée par ce cruel fléau à un individu par mille.

» Dans une grande capitale, où un enchaînement

2

» de circonstances malheureuses n'a pas permis de
» combattre la maladie, la perte s'est élevée à un ha-
» bitant sur trente-sept ».

Signé MOREAU DE JONNÈS.

CONSIDÉRATIONS SUR LA PROPRETÉ DE LA VILLE.

Le premier besoin d'une population comme d'un
individu, d'une ville comme d'une maison, est la propreté, qui peut se définir, l'éloignement de toutes les
causes d'insalubrité. L'assainissement n'est que le maintien de la propreté.

Dans les villes, il y a toujours une masse plus ou
moins considérable de substances animales et végétales
abandonnées à elles-mêmes sur les places et marchés,
dans les rues et les ruisseaux; les fermentations diver-
ses décomposent ces matières qui dégagent des gaz
nuisibles, reconnus pour être la cause la plus active
des maladies.

Un bon pavage facilite l'éloignement de ces dangers;
mais alors que celui de Bordeaux réclame une restauration générale, les fonds disponibles ne permettent à
l'autorité que des réparations partielles, encore la manière dont ces travaux sont exécutés, nous paraît-elle
susceptible de quelques observations. Nos pavés mal

ajustés présentent entre chaque pièce un intervalle de
quinze à vingt lignes au moins, ce qui égale le cinquième de la surface pavée ; ainsi, la cinquième partie du
sol de la ville est couverte de petits cloaques dont l'o-
deur annonce le danger. Dans le siècle dernier, Lyon a
attribué une cruelle épidémie à cette seule cause.

Outre cette défectuosité, les pavés sont souvent
placés sur une couche de sable très-argileux. Celui-ci
ne peut être traversé par les eaux que les pentes des
rues n'entraînent pas, un sable qui ne serait que sili-
ceux les laisserait filtrer sous les pavés, et la dessiccation
des rues serait plus prompte et plus salubre.

L'administration municipale de Bordeaux a beaucoup plus fait depuis quelques mois contre ces causes
d'invasion et de propagation du Choléra, qu'on n'avait
fait dans les années précédentes. Cependant la commission de l'Intendance croit devoir signaler à la sollicitude de la mairie, le pavage des lieux indiqués dans
le tableau N.° 1.

Les rigoles ou petits ruisseaux des rues doivent avoir
une inclinaison suffisante pour donner un facile écoulement aux eaux ménagères et pluviales ; à défaut de
cette inclinaison, celles-ci se réunissent en marres
d'eau croupissante. Le tableau N.° 2 indique les lieux
où il importe de soustraire ces causes d'insalubrité.

La propreté de nos rues pourrait être mieux con-
servée par les balayages imposés aux habitans, ou par
ceux qui seraient ordonnés par l'administration et
exécutés par des ateliers de charité, qui offrent le
double avantage d'assurer du travail à une classe qu'il
est aussi nécessaire d'occuper que de nourrir.

Les grandes chaleurs de l'été motivent aussi les arrosages que la police exige des habitans. Les places et les
promenades publiques demandent les mêmes soins ; c'est
surtout dans les lieux les plus fréquentés, qu'il importe
de tempérer l'ardeur de l'atmosphère par des évapora-
tions rafraîchissantes. En attendant que nous ayons des
fontaines publiques, les balayeurs pourraient y suppléer
par des arrosemens fréquens. On a aussi proposé
d'affecter un tombereau au service de propreté d'un ou
de deux arrondissemens, afin que MM. les délégués
de l'Intendance puissent faire exécuter les travaux de-
venus urgens, sans perdre un temps précieux à solliciter les autorités. Ce vœu, énoncé par le délégué du
neuvième arrondissement, serait utilement appliqué à
tous.

Mais il ne suffit pas de réunir les immondices qui
affectent d'une manière si fâcheuse tous les sens ;
il faut encore s'opposer à ce que les balayures restent
entassées sur la voie publique ; l'enlèvement des matiè-

·res solides doit être fait par les tombereaux de l'entreprise, et les matières liquides devraient avoir toujours
une issue par les égouts. Ceux de ces canaux souterrains que nous devons à la prévoyance des anciens magistrats, sont, par leur mauvais état actuel, l'objet de plaintes fondées. Leur nombre est insuffisant, car ils sont
placés à de trop grandes distances les uns des autres;
leur destination est pervertie par leur encombrement,
les corps qu'ils devraient soustraire sont retenus dans
la boue. Leur embouchure qui est toujours à la rivière
est oblitérée par les vases, les gaz ne pouvant s'échapper par cette voie refluent vers la ville ; enfin, ces canaux ne sont plus que d'inépuisables réceptacles de
causes de maladies.

On peut en dire autant des six ruisseaux qui traversent Bordeaux. Ils sont alimentés par les marais voisins
de la ville qui sont, à la vérité, bien moins nombreux
qu'autrefois ; mais le malheur veut que ceux qui restent
et qui offrent d'autant plus de dangers qu'ils ne sont pas
toujours couverts d'eau, soient presque tous situés à
l'ouest, notamment ceux de la Chartreuse, du Médoc
et des Landes, de sorte que les vents qui soufflent constamment de ce côté, en apportent les émanations à
Bordeaux. Les nivellemens de ces marais ont prouvé
qu'ils étaient plus élevés d'un à deux mètres que le ni-

veau de la rivière à basse mer ; il serait donc possible
de leur donner un écoulement et en même temps qu'on
rendrait à l'agriculture le terrain que les eaux ont en-
vahi pour y croupir, on ferait cesser cette cause des maladies épidémiques qui menacent toujours notre ville.

Ces ruisseaux ne sont que des égouts découverts,
placés dans les quartiers les plus populeux ; leurs eaux
insalubres mises à profit par l'industrie, ne suffisent
pas pour entraîner tous les corps nuisibles ; pendant la
moitié de l'année, ils sont à sec, et alors ces substances,
laissées à découvert répandent une horrible infection.

Le plus considérable de tous est le Peugue, qui
n'est qu'un cloaque infect, d'où s'échappent les miasmes les plus actifs. Ce ruisseau égout, comme la De-
véze, n'a pas habituellement assez d'eau pour char-
rier les résidus des travaux d'une foule de mégiciers,
tanneurs, laveurs de laine, etc. Les habitans des bords
du Peugue assurent que depuis le curage de 1805, qui
commença en Mai et coûta la vie à la moitié de la population voisine, et au Préfet Charles Delacroix, aucune réparation n'avait eu lieu jusqu'à celle que la
mairie a fait exécuter il y a six mois. Une inspection
faite aujourd'hui, y trouverait, dit-on, des cadavres
d'animaux, des barriques de sang en putréfaction,
et conservé pour les raffineries, etc. Déjà la cupidité a

relevé les batardeaux que l'administration avait fait détruire et qui nuisaient à l'écoulement des eaux si nécessaire à la salubrité publique.

On a trop facilement oublié que l'épidémie meurtrière de 1805 atteignit en cinq mois 12,000 individus et fit 3,000 victimes. Elle se montra précisément au moment même où les travaux de curage commencèrent, et borna ses ravages aux rues qui avoisinent le Peugue.

Les égouts de toute espèce, ruisseaux et canaux souterrains ont tous besoin d'être recurés; pour la plupart ils exigent aussi de grandes réparations. Il faudrait que les corps étrangers qui y sont jetés de toutes parts fussent promptement emportés par le courant des eaux, favorisé par des pentes suffisantes et par des réservoirs d'eau supérieurs, faisant fonctions d'écluses de chasse, ainsi qu'il vient d'être projeté pour le Peugue, dont plusieurs points ne cesseront de nuire à la salubrité que lorsqu'ils seront recouverts par une voûte qui en dérobera l'aspect, et donnera aux miasmes une direction éloignée des habitations.

Il est surtout urgent de faire procéder à l'assainissement de ceux de ces canaux qui menacent le plus prochainement la population. Ils sont indiqués dans le tableau N.° 3.

Une réparation nécessaire, bien que provisoire, consisterait à clore les orifices de ces canaux, par des grillages assez rapprochés pour empêcher l'entrée des graviers, ou des matières solides qui achèvent de les obstruer. Plusieurs de ces ouvertures sont assez grandes pour laisser pénétrer le corps d'un enfant. Elles donnent passage à de grosses pierres et à des cailloux qui, entraînés à la rivière par grandes masses, ont beaucoup contribué à l'exhaussement de son fond. L'entretien annuel des égouts, n'y porterait que de faibles décombres que le courant entraînerait sans diminuer la profondeur du fleuve, et sans donner la crainte trop fondée de voir la navigation bientôt interrompue aux approches de notre belle cité.

On avait proposé de fermer les ouvertures des égouts par des obsturateurs en tôle et de retenir ainsi dans ces canaux les odeurs désagréables qui en émanent ; mais ce moyen a paru dangereux à votre commission, parce qu'en concentrant les gaz délèteres on préparait nécessairement l'asphyxie des ouvriers qui seront chargés plus tard de l'enlèvement des matières.

Il est important que l'on s'occupe de faire à ces égouts des ouvertures spéciales, qui, en facilitant l'entrée aux ouvriers, leur permettent d'y pénétrer sans dangers et en rendent la réparation plus facile et plus constante. Les ouvriers n'y doivent être occupés que pendant que le soleil est sur l'horison.

Bien que les curages ne soient qu'une réparation insuffisante, il faut y procéder le plus tôt possible. Cette opération doit être exécutée rapidement et sans parcimonie ; elle sera exempte de tout danger, si elle est couduite par des hommes qui joignent à l'amour de leurs semblables, les connaissances spéciales que la science a récemment introduites dans cette partie essentielle du service public.

Toutefois, le recurage et la restauration des égouts et ruisseaux actuels ne répondront pas à toutes les nécessités. La commission sait que la mairie de Bordeaux, voulant assurer la salubrité sur tous les points, s'est occupée d'établir un système complet et suffisant de ces canaux. Puisse cet important projet recevoir bientôt son exécution ! Les architectes qui dirigeront cette construction, lui donneront les dimensions précisées par nos lois, et nous aurons alors des canaux assez larges pour obtenir aussi le prompt écoulement des eaux des pluies ; car, après les grandes averses, plusieurs de nos rues ressemblent à des rivières qui interrompent toute communication.

Un système d'égouts bien conçu doit se lier avec celui de la distribution des eaux à domicile. Une des principales améliorations du service sanitaire de la ville de Bordeaux serait d'introduire dans l'intérieur de ces canaux souterrains un courant d'eau qui puisse être augmenté selon les besoins, et former une masse assez forte pour entraîner les boues liquides. Quelques barrages peu dispendieux, qui seraient tenus fermés quelques heures avant celle du nettoiement périodique, rempliraient facilement cette intention.

Sans doute, nos magistrats ne compteront plus alors sur une surveillance éventuelle, pour l'entretien des égouts et aqueducs ; ceux-ci doivent être l'objet d'une entreprise spéciale, comme d'une inspection directe qui les maintienne toujours en bon état, et ne fasse plus courir aucun risque à la population. Déjà la capitale profite des bienfaits d'une compagnie d'égoutiers, hommes expérimentés dans ce travail d'assainissement.

En attendant que ces utiles travaux puissent éloigner de nous la crainte des progrès et des retours du Choléra, comme de toute autre maladie épidémique ou contagieuse, la commission désire que l'Intendance propose à la mairie de multiplier les fosses d'aisances et les urinoirs publics. La masse des ordures laissées sur la voie publique sera moindre.

NÉCESSITÉ D'AMENER ET DE DISTRIBUER A BORDEAUX
UNE PLUS GRANDE QUANTITÉ D'EAU.

Le premier besoin des habitans d'une ville est une large distribution de bonne eau. A Bordeaux, il y a pénurie et insuffisance de ce précieux liquide, conservateur de la vie de tous les êtres. Plusieurs quartiers sont réduits à l'eau de puits chargée de sels calcaires, dont la trop forte proportion est nuisible à nos organes. Il est peu de parties de la ville où la qualité de l'eau soit reconnue parfaite et à l'abri de tout soupçon d'impureté. Partout on se plaint d'en avoir trop peu.

La quantité et la qualité des eaux étaient, chez les anciens, les deux premières conditions de l'établissement d'une ville. Dès les premiers temps de sa fondation, la capitale de l'Aquitaine n'avait rien à désirer sous ce rapport ; mais l'exhaussement du sol a fait perdre les fontaines qui suffisaient à une moindre population, et le temps a détruit les aqueducs somptueux qui ne sont plus nécessaires, depuis que l'on sait que les eaux s'élèvent toujours à leur niveau primitif.

Les campagnes des environs de Bordeaux recèlent de nombreuses sources ; la pureté de leurs eaux est incontestable, et il est facile d'amener à la ville celles qui réunissent au plus haut degré les conditions de salubrité.

Ce n'est que pour la quantité que les anciens sont nos maîtres, et plusieurs siècles s'écouleront, peut-être, avant que nos cités jouissent d'une abondance semblable à celle qu'ils procuraient aux peuples. Chez les Romains, partout le malheureux pouvait se désaltérer. Les bains gratuits étaient aussi une largesse populaire. Rome, qui, dans sa plus grande splendeur, ne comptait que 1,200,000 habitans, leur offrait 40,900 pouces fontainiers, c'est-à-dire, un pouce par 29 à 30 personnes.

Londres donne 7,000 pouces à ses 1,500,000 habitans, ce qui fait un pouce par 214 personnes.

Paris, qui doit arroser une surface de deux lieues carrées, ou 20,120 journaux, et fournir aux besoins de 900,000 habitans, cherche tous les moyens d'augmenter sa faible quantité d'eau qui n'est que de 1,005 pouces. Dans la capitale, on ne croit pas qu'un pouce suffise pour 1,000 personnes.

La quantité demandée pour Bordeaux paraît à la commission trop parcimonieusement établie. Un architecte de cette ville a écrit, dans un Mémoire justement estimé, que 120 pouces fontainiers suffisaient pour les usages domestiques. Il y a cinquante ans que , pour une population moindre , M, Dupré de St.-Maur , alors intendant de la Guienne , pensait que Bordeaux ne serait bien approvisionné que par 265 pouces fontainiers.

La commission, bien convaincue que la surabondance d'eau potable est aussi une nécessité, voudrait, autant que possible, que la ville en eût 300 pouces à sa disposition ; et cette quantité paraîtra encore insuffisante, si on veut destiner la partie exhubérante de la consommation journalière à l'arrosement des places et des rues, au maintien de la propreté des égouts et à l'approvisionnement contre les incendies , en évitant la grande dépense d'un nombre double de tuyaux de conduite. Il est certain que les eaux de toutes les sources , si elles étaient amenées à Bordeaux, donneraient bien au-delà de la quantité désirée par la commisison.

Le voisinage du fleuve peut rassurer sur plusieurs besoins ; mais la science n'est pas encore assurée d'un moyen peu dispendieux de purifier les eaux vaseuses. On doute que la filtration dépouille complétement ces eaux des ordures et des immondices apportés par les égouts et les ruisseaux, et n'y laisse aucun genre d'impureté.

La commission éclairée par les nombreuses et savantes recherches de M. Bertin , membre du conseil de salubrité du département , a reconnu que , dans les grandes chaleurs , l'eau filtrée de la rivière acquiert promptement une odeur fétide et repoussante. La cause en est évidente. Dans les fortes chaleurs de nos étés , les eaux de la rivière sont basses , c'est-à-dire , en très-petite quantité ; alors la marée montante les refoule facilement vers leur source ; celles-ci , en remontant , rapportent avec elles les cadavres des animaux et les immondices qu'elles charriaient depuis long-temps. Le descendant ne les conduit plus jusqu'à la mer, elles en sont repoussées par des marées plus fortes ; les corps en putréfaction continuent de surnager , et l'action d'un soleil brûlant achève d'altérer ces eaux si pures en hiver , et les rend dangereuses en été.

En attendant que les progrès de la science aient fait découvrir un mode économique de dépuration des eaux par grandes masses, il ne faut pas compter sur elles pour les besoins de l'alimentation ; d'ailleurs le grand projet de filtration est encore ajourné par l'impossibilité de fournir à l'énorme dépense qu'entraînerait son exécution.

Les eaux de la Garonne non filtrées , c'est-à-dire , telles qu'on les puiserait dans la rivière , paraîtraient convenables pour le lavage des places et des rues. Elles pourraient fournir un grand volume d'eau nécessaire pour entraîner tous le débris qu'elles trouveraient sur leur passage , et raffraîchir l'atmosphère , surtout dans les grandes chaleurs. Encore ces irrigations devraient être soumises à certaines conditions ; elle devraient être rarement et rapidement exécutées ; car , n'oublions pas que notre sol est un terrain rapporté à une profondeur de trois à quatre mètres , où les eaux pénétreraient au point d'inonder les caves , ou du moins d'augmenter l'humidité des rez-de-chaussée dans plusieurs quartiers.

D'autres obstacles s'opposent d'ailleurs à ce que les eaux de rivière soient réservées pour ce service. Outre qu'il faudrait une immense développement de tuyaux pour conduire , séparément , en plusieurs lieux deux qualités d'eau qui ne peuvent être mélées ; celle de la rivière ayant servi au lavage des rues et des places , et ayant été reçue dans les égouts , remplacerait les immondices par la vase qu'elle déposerait , et dont l'accumulation finirait par engorger les canaux.

Il est donc plus économique , plus sûr et plus agréable à l'œil de n'amener en ville qu'une bonne qualité d'eau. La combinaison du système de distribution de celle-ci au domicile des consommateurs , avec celui d'écoulement par les égouts , après avoir servi aux usages domestiques et publics, rendra à notre ville le plus éminent service.

La commission désire que l'Intendance seconde de toute son influence l'exécution de ce projet : lorsque l'autorité en aura adopté le but et les moyens, les détails seront précisés par des hommes qu'une instruction spéciale a éclairés, et qui auront acquis une expérience positive.

Vos Commissaires pensent qu'un service aussi important ne peut être divisé, et confié à deux compagnies séparées ou en concurrence. Des prétentions rivales se nuiraient réciproquement et on ne serait jamais sûr de parer aux besoins du lendemain.

Cette spéculation ne peut être laissée libre. La compagnie qui exploiterait des eaux d'une qualité inférieure, serait bientôt ruinée, et ce malheur bien qu'individuel retentirait sur toute la population. L'autorité doit conserver une inspection journalière sur ce service. Il y a peu d'entrepreneurs qui, pour une semblable opération n'aient besoin des conseils d'autrui ; l'administration a intérêt à ce qu'ils n'en reçoivent que de bons, car une pareille entreprise une fois commencée ne saurait être abandonnée, sans compromettre, à un haut degré, le bien-être de la société et de toute la population.

L'exemple des villes de Londres, Manchester, Glas-
cow, etc., qui jouissent du bénéfice de la distribution
d'eau à domicile, ainsi que le cahier des charges de ce
service à Paris, prouvent qu'on n'obtient l'exactitude
d'un constant approvisionnement que par la conces-
sion d'un privilége de plusieurs années. Bordeaux ne
peut se soustraire à la nécessité de donner cette garan-
tie à une compagnie qui se chargera de faire des avances considérables.

Quelles que soient les formalités arrêtées, l'entreprise doit être donnée à la compagnie qui, fournissant
les meilleures eaux, aux conditions les plus favorables,
donnera les garanties les plus sûres de satisfaire à tous
les besoins de la ville.

L'un des plus sûrs préservatifs du Choléra asiatique,
le meilleur obstacle à oppposer à ses retours accoutu-
més, se trouvera dans une plus abondante distribution
de bonne eau et dans l'utile emploi que nous avons
signalé.

Honneur aux magistrats qui, par ce bienfait inap-
préciable, accompliront les vœux de la population bor-
delaise! Leurs noms, comme la mémoire de Tourny,
seront transmis par notre reconnaissance à la posté-
rité la plus reculée.

3

CONSIDÉRATIONS SUR LA SALUBRITÉ DE L'AIR.

Dans les villes, la pureté de l'air que nous respirons dépend de sa libre circulation. L'hygiène veut que les rues soient assez spacieuses pour distribuer dans les maisons une quantité convenable d'air et de lumière. Elle considère les places comme des réservoirs d'air pour les lieux trop abrités par les édifices.

Plusieurs quartiers de Bordeaux ne présentent pas ces heureuses conditions. Il en est dans lesquels l'air atmosphérique reste mêlé ou combiné avec les vapeurs qui s'exhalent de tous côtés et avec la fumée des cheminées. La stagnation de l'air est aussi dangereuse que celle de l'eau; l'un et l'autre se chargent de toutes les matières qui leur sont présentées, et des effluves de tous les corps en fermentation ou en décomposition.

Ces dangers doivent être combattus par de vastes courans d'air, nécessaires surtout dans les rues habitées par les classes les moins fortunées.

On a reproché à l'air de Bordeaux d'être trop humide en hiver. On attribue cet état aux vents d'ouest, qui n'arrivent à Bordeaux qu'après avoir traversé les landes et absorbé les vapeurs des eaux qui en couvrent la surface. La société royale de médecine avait demandé, dans son travail de 1817, que cet inconvénient fût combattu par de grandes plantations d'arbres, lesquelles, concourant à l'embellissement de la ville, la garantiraient aussi des gaz marécageux qui, plus légers que l'air ambiant, s'élèvent dans les parties les plus élevées de l'atmosphère. La commission ne proposera point cette grande et probablement inutile dépense. Toutes les améliorations se favorisent réciproquement. La canalisation des landes et l'écoulement constant et régulier des eaux qui les inondent, diminueraient plus sûrement l'humidité des vents d'ouest.

La commission de l'Intendance eût desiré que l'état des finances de la ville lui eût permis de solliciter l'élargissement de plusieurs rues étroites, sinueuses, privées d'air et souvent des rayons solaires, et où se rencontre la partie la moins fortunée de la population; plusieurs de ces rues sont des réceptacles d'immondices : mais si le manque de fonds rend impossible d'assainir de suite ces quartiers, en les faisant traverser par de grandes masses d'air pur, il est du moins important d'en faire l'objet d'un travail qui s'exécutera peu à peu et selon les moyens disponibles; ce sera toujours un grand service que de commencer à purifier quelques quartiers.

La libre circulation de l'air exige quelques aligne-
mens et des ouvertures de rues qu'il faut aussi attendre
du temps. La commission ne désignera que ceux qui ne
semblent pas indiquer de fortes dépenses, et dont l'ur-
gence est réclamée par MM. les délégués. (*Voyez
le Tableau* N.° 4).

Cependant, nous citerons dans le quatrième arrondissement l'impasse des Tanneries, qui a deux en-
trées au sud. Il est fermé au nord par le grand mur
du deuxième péristyle ou promenoir couvert, à l'ouest
du Jardin-Public; au pied du mur et au-dedans de l'impasse est un égout ou acqueduc, très-souvent obstrué,
et par lequel les eaux ne s'écoulent que d'une manière
très-lente. Il en résulte que, dans le fond, l'air retenu au-dessus de l'orifice de l'égout ne se renouvelle
pas; aussi, ce quartier, très-central, est peu habité:
sur trente et une maison dont il est formé, dix-huit
sont inoccupées, treize seulement ont trouvé de pau-
vres locataires. Deux familles habitent chaque maison,
et l'on y trouve cent quatre habitans, dont une grande
partie est malade par suite de l'insalubrité de l'air.

Ce danger disparaîtrait si on remplaçait le mur du
péristyle par une grille. Deux arceaux semblent déjà
disposés pour cette opération. Cette ouverture nouvelle, demandée autrefois pour être une issue de plus

au Jardin-Public, lorsque les fêtes y appellent la population, assainirait ce quartier, en donnant passage
au vent du nord-ouest qui le balaierait, et ajouterait
à la beauté du prolongement de la ligne formée par
l'allée du jardin, la rue du Marais et l'allée Boutaut.
Il faciliterait les communications avec ces quartiers
nouveaux et encore isolés de la ville.

L'administration, qui a accordé la faveur d'une ouverture semblable à l'agrément de quelques particu-
liers, ne peut la refuser à la nécessité de la santé publique.

Les dépôts de matériaux pour construction nuisent encore à la libre circulation de l'air. Ils offrent
de plus l'inconvénient de servir de réceptacle à tous les
immondices que la malpropreté vient y déposer. Ne
pourrait-on imposer d'avance quelques conditions à
ceux qui voudraient établir de ces dépôts sur la voie
publique ? Ne devrait-on pas les obliger à entretenir
la propreté autour des matériaux qu'ils accumulent
ainsi ?

Le même devoir pourrait être également signalé aux
propriétaires des emplacemens dont la clôture est or-
donnée. Il reste encore à clore celui de la place Picard,
dans le 1.er arrondissement, et quelques-uns au Châ-
teau-Trompette, dans le 3.me

La police des marchés doit veiller au danger qu'il y a de renfermer dans des lieux mal aérés les substances qui, n'ayant pas été vendues, sont conservées pour les jours suivans; les lieux où ces substances sont déposées en recèlent souvent d'autres qui éprouvent une fermentation putride, et la propagent à celles qu'on y place pour la première fois. MM. les délégués de l'Intendance ont fait connaître la nécessité de reconstruire ces dépôts, appelés *serrages ;* la commission joint ses vœux à ceux qui ont été exprimés par ces hommes éclairés. Elle voudrait que du moins on blanchît à la chaux ceux qu'on ne jugerait pas convenables de détruire.

Parmi les causes de l'altération de l'air atmosphérique, on doit remarquer la grande quantité d'animaux domestiques qui affluent surtout dans les quartiers les plus populeux. La révolution a aussi laissé tomber en désuétude les anciens édits qui prescrivaient d'éloigner des villes les *vaches, pourceaux et lapins.* Espérons qu'une bonne police sanitaire les excluera le plus tôt possible de l'intérieur de la ville.

Les boucheries de Bordeaux offraient naguère les plus graves inconvéniens : nos anciennes lois soumettaient cette profession aux réglemens d'un abattoir surveillé. Depuis long-temps toute précaution salubre était omise : nous sommes certains que, dans le nouvel abattoir, construit avec la prévision la plus éclairée, il n'y aura plus même l'ombre du danger.

La salubrité de l'air devrait du moins être la première condition de ces demeures de l'indigence, qui sont connues sous le nom d'*hôtels des miracles :* les rigueurs du sort y conduisent quelquefois des malheureux encore respectables; mais ces lieux sont plus souvent la retraite d'êtres dégradés, qui préfèrent au travail les profits d'une mendicité effrontée. Dans le mois de Mai dernier, vous chargeâtes une commission de visiter ces asiles de la misère qui menaçaient la salubrité publique; M. le docteur Dupuy vous fit, au nom de MM. Coureau et Delisle-Séjourné, ses collègues, un rapport détaillé sur tous les dangers que ces lieux réunissent encore aujourd'hui.

Les uns sont un assemblage de cabanons, à peine élevés de cinq à six pieds, n'ayant guère plus de largeur et de longueur, sans fenêtre, ni cheminée, ni plancher, souvent en contre-bas d'un sol fangeux, et contenant chacun quatre à cinq personnes. D'autres consistent dans des baraques en bois, séparées par des latrines découvertes, en contre-haut, et dont les matières, détrempées par la pluie, vont inonder le sol; des parcs à cochons, placés tout auprès, montrent qu'on prend plus de soin de ces animaux que des hommes reçus dans les loges *au liard.*

Dans le plus grand nombre de ces hôtels des miracles, souvent habités par deux et trois cents individus,
les ordures et immondices, les eaux de pluies et ménagères, ainsi que les matières fécales, ont pour réser-
voir commun une citerne découverte, d'où s'échappent
des gaz aussi nuisibles qu'infects. Ces cloaques sont
vidés tous les deux ou trois jours avec des seaux qui
répandent les matières dans un corridor fait en dalle;
ces matières traversent la maison et la rue, et abou-
tisseut enfin à un ruisseau, par le cours duquel elles
infectent les voisins et même des quartiers éloignés.
La veille de la dernière visite de la commission, cent
cinquante seaux de ces matières avaient été ainsi jetés
dans la rue,

Enfin, le rapport de M. le docteur Dupuy a prouvé
que tous ces établissemens étaient des vrais foyers d'infection, et que, dans l'impossibilité de les supprimer,
il était urgent que la mairie les assujétît à une surveillance active et sévère qui obligeât les propriétaires
à tenir propres les loges, à les blanchir à la chaux, et
à y faire pratiquer des fenêtres et des latrines, qui
seraient régulièrement vidées. L'autorisation de loger
cesserait d'être accordée par l'administration municipale à ceux qui négligeraient ces conditions de salubrité, et surtout à ceux dont les maisons seraient si-
tuées dans des carrefours ou des impasses.

La libre circulation de l'air est un besoin négligé dans plusieurs établissemens publics ; les salles de spectacles ont surtout besoin du fréquent renouvellement de l'air, afin qu'il n'y ait pas diminution sensible de son oxigène, et que, dégagé des miasmes, il ne soit pas trop échauffé par la combustion de l'huile ou des gaz servant à l'éclairage. Dans ces riches constructions, on's'est trop peu occupé des lois de l'hygiène, et encore moins de les combiner avec celles de l'optique et de l'acoustique.

Notre magnifique Grand-Théâtre présente cette négligence au plus haut degré. On croirait que les lieux d'aisance y ont été disposés bien plus pour répandre les odeurs fétides que pour les soustraire aux assistans. Dans les soirées un peu nombreuses, le spectateur passe plusieurs heures dans une atmosphère remplie de toutes les exhalaisons produites par la transpiration, ou provenant des matières fécales, etc. Si pendant les fortes chaleurs du mois dernier, la réparation de ce monument ne l'eût tenu fermé alors que le Choléra faisait irruption dans notre ville, cette salle eût présenté plus de danger que tout autre lieu de grande réunion.

Une légère dépense suffirait pour l'assainir. Non-seulement les lieux d'aisance ne doivent répandre au-

cun miasme, mais, au contraire, ils doivent servir à
l'expulsion de toutes les causes d'impureté. Il suffit
d'y placer un fourneau d'appel qui chasserait au loin
toute odeur désagréable et dangereuse. On devrait aussi
à ce moyen, non moins sûr qu'économique, le précieux
avantage de maintenir dans la salle une température
constamment égale et toujours saine.

Il est d'un intérêt bien entendu de s'occuper de la salubrité autant que des autres agrémens : une grande circulation d'air entretient la fraîcheur en été, et conser-
verait la chaleur en hiver. Ce perfectionnement facile,
qui ne dérangerait pas les nouveaux embellissemens,
ramènerait les beaux jours de ce magnifique édifice.

DES SERVICES AFFECTÉS AU MAINTIEN DE LA
SALUBRITÉ PUBLIQUE.

Trois services distincts concourent au maintien
de la salubrité publique par l'enlèvement des choses
nuisibles. L'un est connu sous le nom d'entreprise des
boues et bourriers, l'autre est celui des vidanges ou
extraction des matières fécales, le troisième, dit de la
voirie, est chargé de l'enlèvement des bêtes mortes.
Tous les trois attendent des perfectionnemens indis-
pensables. Le premier serait leur réunion, qui seule

peut garantir, qu'ils satisferont à toutes les exigences
de la salubrité de la ville.

DE L'ENLÈVEMENT DES BOUES ET BOURRIERS.

Ce service, dont l'importance a été démontrée dans
l'un des articles précédens, est l'objet des plaintes de
tous les citoyens, et des réclamations unanimes de
MM. les délégués de l'Intendance sanitaire. Ils ont
constaté que les tombereaux de cette exploitation pas-
saient trop rarement dans certains quartiers, ne pa-
raissaient jamais dans d'autres ; que l'enlèvement des
matières était mal fait dans certaines parties de la ville,
et tout à fait négligé dans plusieurs.

On nous assure que les charretiers ne sonnent pas
toujours la cloche qui doit avertir les habitans de porter
les balayures devant leur porte. Il est aussi certain que
les conducteurs des tombereaux se tiennent souvent
très-loin de leurs chevaux, et que plusieurs personnes
ont été victimes de cette incurie. Depuis peu on cite
un vieillard et un enfant écrasés par ces lourdes voi-
tures.

Votre commission croit qu'il est urgent de régler ce
service d'une manière plus sévère. Il serait bon d'augmenter le nombre des tombereaux, et d'attacher à chacun d'eux un balayeur.

Les réglemens de 1348 et 1778 ordonnaient que ce service ne fût fait qu'avec des tombereaux fermés, qui ne circulaient que dans les premières heures du jour.

Il serait utile de régler les heures de ce service à Bordeaux. Cet exemple vient d'être donné par la ville de Paris : tous les enlèvemens d'immondices doivent être commencés en été à quatre heures du matin et finis à dix heures du matin, pour n'être repris qu'à sept heures du soir. (*Voyez le* Constitutionnel *du 12 Juillet dernier*). En hiver, le service se fera de sept à dix heures. Dans notre ville, on coordonnerait les heures de ce travail avec celles du balayage fait par les habitans : il aurait lieu deux fois par jour pour les places et marchés.

Les boues et les substances animales qui y sont mêlées devraient être transportées dans deux dépôts ou hangars éloignés de la ville et entourés de murs, afin de diriger dans les parties supérieures de l'atmosphère les émanations putrides de ces matières ; ils seraient couverts, afin qu'elles fussent garanties de l'action de la pluie et du soleil.

VIDANGES.

Le service de l'enlèvement des matières fécales est également l'objet des réclamations de tous les délégués de l'Intendance ainsi que des propriétaires : le moindre de ces inconvéniens est d'être incomplet, et de laisser nos rues et nos promenades perpétuellement souillées par ces matières insalubres. L'entreprise qui va les chercher dans les fosses particulières exécute ce travail avec une incurie et une ignorance qui semblent plus propres à propager le danger qu'à le prévenir.

Il n'est personne qui ne sache que les vidanges de latrines font dégager du gaz dont la respiration est très - dangereuse, et qui souvent cause la mort aux ouvriers que la misère force à cette dangereuse exploitation : le mois de Juin dernier en a offert deux exemples dans la rue Esprit-des-Lois.

La conservation de la santé publique veut que chaque maison soit pourvue de latrines. Depuis trois siècles, quatre ordonnances royales, renouvelées en 1665, en ont imposé la nécessité dans la construction de tout édifice, et un décret impérial a fixé les conditions de ces utiles réservoirs, d'après les principes de la saine physique. L'administration doit veiller à l'entière exécution de ces lois, qui ont été trop souvent éludées à Bordeaux; le nombre des maisons sans latrines est très-considérable. Dans un seul arrondissement (le premier), on a compté quatre-vingt-dix-sept maisons qui sont dans ce cas; à ce nombre on pourrait joindre celui des maisons pourvues de latrines, mais dont les propriétaires ont interdit l'usage aux locataires pour épargner les frais de vidange.

Le mal est encore plus grand dans les maisons où on néglige de faire vider les latrines trop pleines : on n'a malheureusement qu'une faible idée du danger qui résulte du séjour trop prolongé de ces matières dans les fosses qui en sont remplies; la partie liquide filtre à travers les murs, et son odeur explique les maladies les plus graves.

En dehors de la ville, et sur des points où d'agréables plantations appelleraient les promeneurs, un grand nombre de fossés destinés à l'écoulement des eaux ne sont plus que des latrines publiques, d'autant plus dangereuses, qu'elles sont obstruées et répandent partout leurs funestes exhalaisons. (*Voyez le* 5.*me Tableau*).

Le Choléra a trouvé un plus facile accès dans les quartiers où ces foyers d'infection sont multipliés, et la ville entière est exposée à être victime de tous ces désordres. Ce malheur pourrait aussi résulter des émanations répandues par le mode actuel de l'extraction des matières fécales. Il y a trente ans que la science ne laisse rien à désirer sur cette partie importante de la salubrité publique, comme pour la conservation des vidangeurs; et pourtant aucune mesure n'a été prise, ni pour éviter ces dangers à la population de Bordeaux, ni pour secourir les malheureux ouvriers chargés de ces travaux infects, et qui, dans notre intérêt, vivent entourés d'ordures et incessamment menacés par la mort.

Par quelle fatalité la ville de Bordeaux laisse-t-elle ces services dans une imperfection si nuisible, imperfection qui se retrouve encore dans le transport de ces matières à la lande de Caudéran, où elles servent à la confection d'engrais? Il y avait moins de danger à continuer de jeter ces matières dans la rivière, qu'il n'y en a à les exploiter, comme le fait aujourd'hui l'entreprise de fabrication de poudrette.

Le conseil municipal de Bordeaux avait délibéré, le 18 Septembre 1809, que toutes les mesures de salubrité seraient prises pour diminuer le désagrément de ces exhalaisons; il s'engagea à faire planter des haies autour des terrains consacrés à cette exploitation, et de les entourer d'arbres à trois pieds de distance. Ces mesures insuffisantes, mais qui du moins attestaient le désir d'atténuer le mal, n'ont jamais reçu d'exécution.

Cet état de choses ne peut être supporté plus longtemps; il cesserait bientôt si on lui opposait des mesures efficaces. Elle paraissent consister :

1.º A forcer les propriétaires à avoir des latrines : une amende serait en conséquence infligée à ceux qui jetteraient les matières fécales par les fenêtres ou les laisseraient devant leurs maisons. Aucune latrine ne doit se vider dans les égouts publics.

2.º A faire exercer une surveillance active sur les places et promenades, y établir des fosses d'aisances publiques et multiplier le nombre des urinoirs publics. Tous les délégués de l'Intendance sont unanimes pour cette réclamation. M. le délégué du 1.er arrondissement voudrait en voir placer près de l'égout de la rue Poyenne ; à la patache St.-Cricq près du moulin de Bacalan, etc. La commission approuve ces vues qui tendent à multiplier ces réservoirs selon les besoins et les habitudes de la population.

3.º A obliger les propriétaires à faire faire les vidanges selon les besoins, au moins tous les trois ans. Il serait bon que la ville fît faire à ses frais les vidanges des maisons qui ne contiennent que des malheureux.

4.º A faire au plus tôt restaurer les fossés qui doivent être rendus à leur destination première , c'est-à-dire à l'écoulement des eaux.

5.º A faire asseoir, sur de nouvelles bases , le service de l'extraction et du transport des matières fécales hors la ville.

Déjà plusieurs cités moins importantes que Bordeaux se sont appropriées les découvertes des sciences physiques et chimiques, qui ont rendu cette exploitation sans danger et même sans aucun désagrément. Imitons leurs sages précautions.

L'extraction des matières fécales doit toujours être précédée de l'examen de la fosse et de l'emploi des mesures propres à prévenir le méphitisme de celles qui en contiendraient les élémens.

Des appareils devraient être toujours préparés pour remplacer par l'air atmosphérique, les gaz qui seraient expulsés ou décomposés, ou rendus moins délétères par la soustraction d'un ou de plusieurs de leurs principes constituans.

Chaque attelage serait muni d'une boîte contenant les moyens par lesquels on combat l'asphixie des vidangeurs, des crochets et cordes, pour remédier à tous les accidens, ainsi que du chlorure pour les vidanges des fosses suspectes, des ventilateurs et enfin des lampes disposées pour éviter la combustion des gaz hydrogènes.

Les matières extraites de la fosse au moyen des pompes, seraient reçues dans les tonneaux dits anti-méphitiques, lesquels étant hermétiquement fermés ne laissent échapper aucune partie et ne font aucun bruit

4

sur le chemin qu'ils ont à parcourir depuis la fosse jusqu'à la rue.

On devra aussi perfectionner les moyens de transports
à la lande. Les charrettes seront couvertes et faites de
manière à empêcher que, dans le chemin qu'elles auront
à parcourir, ces matières n'exhalent pas la plus dangereuse de toutes les odeurs, celle des excrémens hu-
mains, et ne salissent pas les pavés des rues.

Arrivés au lieu de dépôt, ou de fabrication de poudrette, les tonneaux seront vidés dans des bassins
d'une profondeur de 10 à 12 pieds, afin qu'on puisse
couvrir les matières de terre ; ces réservoirs seront mu-
rés pour que les odeurs ne nuisent point aux voisins,
ou qu'elles ne soient portées en ville par les vents d'ouest;
ils doivent aussi être recouverts d'une toiture, dans la
crainte que les eaux de pluie ne viennent augmenter
cette cause d'insalubrité.

Pour arriver à ce résultat, la ville n'aura point à
s'imposer de grands sacrifices; la spéculation les lui épar-
gnera, moyennant un bail dont la longueur indemni-
sera l'entrepreneur des avances qu'il faudra faire pour
multiplier les équipages et construire les édifices récla-
més non impérieusement. La vente des engrais précieux pour l'agritculture, dont les progrès multiplieront

la consommation, nous paraissent devoir favoriser cette entreprise.

VOIERIE ET CHANTIERS D'ÉQUARRISSAGE.

D'importantes améliorations sont attendues pour le service de l'enlèvement des bêtes mortes, vulgairerement désigné sous le nom de voirie.

Avant la révolution, plusieurs équarrisseurs exerçaient leur profession, où et comme il leur plaisait ; aujourd'hui un seul, désigné par l'autorité, fait porter les bêtes mortes à la lande de Pezeau, à côté du dépôt des matières fécales ; là ces cadavres sont écorchés en plain champ, et y restent pour servir de pâturage aux chiens, aux oiseaux de proie ou aux rats qui vont ensuite dévaster les récoltes voisines. La décomposition de ces débris infecte l'air. On s'éloigne avec horreur de ce lieu où la nécessité seule a pu conduire.

En 1832, et dans la seconde ville de France, à Bordeaux, l'équarrissage se pratique encore comme dans les temps d'ignorance ou d'une barbarie repoussante ! Cependant on y connaît l'excellent Mémoire du conseil de salubrité de Paris, publié depuis sept ans, sur ce grave sujet. L'autorité ne peut plus différer de mettre en pratique les principes faciles dont l'expérience a prouvé la sagesse , et de porter ces travaux à un degré de perfectionnement qui les mette en harmonie avec les progrès de la civilisation.

Les chevaux morts et les chiens errans que l'administration fait détruire, devraient être transportés à la lande dans des chariots couverts d'une toile imperméable. L'abattage , comme l'autopsie des chevaux morveux , devrait avoir lieu dans un local couvert. Nos artistes vétérinaires ont souvent réclamé cet établissement qui est dans l'intérêt de leur art.

Dans l'emplacement consacré à ces travaux , il faudrait construire quelques hangars ou pavillons pour mettre les ouvriers à l'abri des injures de l'air. Une fontaine ou un puits doivent fournir les moyens de laver tous les jours les clos d'équarrissage dont le sol doit être dallé en pierres dures.

Les plantations d'arbres , depuis si long-temps projetées et enfin exécutées, absorberaient une partie des émanations putrides, et formeraient une espèce de mur ou de rideaux qui rejetterait dans les parties supérieures de l'atmosphère les principes fétides.

L'agriculture et les arts utiliseraient les parties qui auraient perdu leur insalubrité, et celles qui seraient inutiles et dont l'odeur est aussi pénétrante que celle des matières fécales, seraient enfouies dans des fosses profondes, loin des bâtimens à construire ; aucune carcasse ne devant rester à découvert plus de cinq jours.

On trouverait aussi des entrepreneurs qui épargneraient à la ville ces frais d'établissement, moyennant un bail dont la.longueur serait déterminée par l'adjudication.

La commission vous propose de réunir ces trois services en un seul qui serait appelé, ainsi qu'à Marseille, *Service de salubrité publique* ou *de nettoiement.* Les villes de Lyon et de Lille en agissent ainsi, et se trouvent bien de n'avoir qu'un entrepreneur responsable de toutes les exigences de la conservation de la santé des citoyens.

La commission croit prudent de prévoir les cas de grande sécheresse, dans le futur cahier des charges de ce service , afin qu'alors l'entreprise soit tenue à faire de grands arrosages ou lavages sur les places publiques. En attendant que l'eau puisse y être amenée par des fontaines, ce travail se ferait par les attelages inoccupés le soir.

Nous pensons que la négligence des nombreux employés de ce service devrait être réprimée ou prévenue par la menace d'amendes consenties par l'entrepreneur de ce service. Ainsi il serait fait une retenue de 15 fr. à 3o par jour, pour chaque portion de la voie publique.

d'une longueur de cent mètres, où l'enlèvement des boues et immondices de toute espèce n'aurait pas été fait.

SECOURS A DONNER AUX INDIVIDUS ET AMÉLIORATION DU SERVICE DE L'ÉTAT CIVIL.

Tous les secours que l'expérience a signalés pour borner les ravages du Choléra ont été accordés avec profusion à Bordeaux. La même prévoyance perfectionnera le service des soins à donner aux individus, que des accidens subits privent ou semblent avoir privés de la vie. L'humanité gémit de ne pas trouver à Bordeaux les institutions protectrices qui se rencontrent ailleurs.

La chaleur du climat et la grande population du port et des bords de la rivière, concourent à multiplier le nombre des noyés. Comment se fait-il qu'alors que Paris et Lyon sont pourvus d'un grand nombre de chiens de Terre-Neuve, Bordeaux, qui certainement en a un plus grand besoin, soit privé de ces animaux précieux, qui, nourris aux dépens de la ville, explorent à chaque instant la rivière, et sont dressés à secourir et conduire à terre tous les individus qui courent des risques ?

Un grand nombre de noyés peut être rappelé à la vie. Des boîtes de secours devraient être distribuées sur les bords de la rivière. Cependant, au besoin, on ne peut compter que sur une seule, celle qui est déposée chez M. *Guiward*.

On trouve souvent des cadavres de noyés dont on ignore l'état civil ; et il n'existe pas d'établissement destiné à offrir aux regards du public et à faire reconnaître ces individus, car la morgue, qui est dans la rue Saint-Paul, est absolument impropre à ce service. Le plus souvent, on s'en tient à l'ancienne habitude de porter ces corps à la mairie, où, étendus sur la pierre, ils ne sont vus que par les personnes que leurs affaires conduisent dans ce lieu peu central. D'autres cadavres sont portés à l'hôpital, qui, au même inconvénient de situation, joint celui de n'être ouvert au public que pendant deux heures par jour.

En exposant ainsi les corps dans des lieux où rien n'est préparé pour chercher à les rappeler à la vie, ni pour les conserver jusqu'à ce qu'ils aient été reconnus, on semble ignorer que la putréfaction, commencée dans l'eau, devient plus rapide à l'air, surtout quand il est échauffé par nos longues chaleurs.

Nous pensons qu'il suffit de signaler ces graves dangers, pour que l'administration s'empresse de faire construire sur le point le plus fréquenté et le plus populeux des quais, ou à leur centre, une salle bien ventilée, dans laquelle seront exposés, sans péril pour le public, les cadavres inconnus. Ceux qui seront putréfiés et couverts de boue pour avoir séjourné long-temps dans les eaux, seront lavés, ainsi que les vêtemens, dans une pièce voisine. Alors, ce spectacle inspirera moins d'horreur; il ne deviendra pas un foyer d'infection.

Mais ce ne sont seulement pas les morts soudaines et accidentelles qui appellent l'attention des magistrats. Plusieurs maladies paraissent conduire lentement des individus au tombeau, qui y sont prématurément enfermés, si leur mort n'est qu'apparente. Qui ne sait que l'une des plus grandes difficultés de la médecine est de distinguer la mort réelle de la mort apparente? On frémit quand on pense au nombre de ceux qui ont été enterrés comme morts et qui ne l'étaient qu'en apparence. Et combien y en a-t-il eu dont on a ignoré le sort déplorable?

Pour éloigner cette terrible frayeur, on a commenté les lois qui règlent l'état civil. Celles-ci veulent que chaque décès soit constaté par le magistrat municipal, qui, dans les grandes villes, délègue cette fonction à un employé qui doit s'assurer de la réalité de la mort. A Paris, à Lille, et dans tout le département du Nord, cette inspection n'est confiée qu'à des médecins. Aucune inhumation ne peut se faire sans que ceux-ci. aient déclaré la mort réelle de l'individu.

Cet exemple, protecteur de la vie de chacun, a été souvent proposé dans notre ville, où les employés de la mairie ne peuvent que constater le domicile du mort. Les médecins légistes les plus célèbres, Mahon, Fautrel et Fodéré, ont inutilement réclamé une loi de l'état pour créer en tous lieux cette institution, qui n'est pas une charge pour les villes. Elle devient urgente dans les circonstances actuelles. Le Choléra morbus indien cause souvent les signes d'une mort apparente, et même une de ses périodes en a retenu le nom. Des faits rappelés dans l'ouvrage de notre rapporteur, attestent qu'on a rendu à la vie des cholériques qui déjà avaient été ensevelis.

La commission vous propose de réitérer à l'autorité la demande que les fonctions d'officier civil, pour constater le décès, ne soient déléguées qu'à des médecins, qui seraient chargés, dans le cas où la vie ne serait que suspendue, de mettre en usage tous les moyens propres à la réveiller. Lorsque la mort serait certaine, ils délivreraient le bulletin d'inhumation, qui indiquerait le genre de maladie auquel l'individu a succombé, et prononcerait dans quel cas la salubrité publique exige une inhumation plus rapprochée du moment de la mort; ces hommes de l'art s'attache-raient aussi à reconnaître les cas où, après la mort d'une femme enceinte, son fruit pourrait être conservé par l'opération césarienne.

Alors, la justice n'ignorerait plus une seule mort violente, et aucun citoyen ne craindrait plus d'être enterré vivant.

PROGRÈS DE L'INDUSTRIE MANUFACTURIÈRE A BOR-DEAUX, ET NÉCESSITÉ DE LA SOUMETTRE AUX RÈGLES HYGIÉNIQUES.

L'application constante et éclairée des précautions de salubrité, voulues par nos besoins actuels, est aussi fortement recommandée par les progrès remarquables de l'industrie à Bordeaux.

Autrefois, le commerce de notre ville envoyait en tous lieux les produits de son sol et de toutes les industries. Nos guerres et toutes les révolutions ont donné d'autres habitudes aux peuples long-temps privés de nos vins. Il est peu de nations qui ne cherchent à se suffire à elles-mêmes. L'Amérique du sud cultive la vigne, et celle du nord s'est accoutumée aux eaux-de-vie de grain. La Suède refuse les vins provenant des pays où ses fers sont prohibés. Bordeaux, pour nourrir sa population, est forcé de lui créer de nouvelles ressources. L'industrie manufacturière promet aussi des richesses. Chaque jour voit multiplier nos ateliers, et plusieurs peuvent compromettre la salubrité publique.

Pendant nos troubles politiques, les lois sanitaires furent trop oubliées. La santé des citoyens ne fut jamais appréciée à sa valeur. L'intérêt privé ne craignait pas de nuire à un voisin, qui usait d'un droit égal. Ce désordre fut suivi de plaintes nombreuses. Les accidens survenus à Marseille et dans d'autres villes provoquèrent un rapport de l'institut, et le décret du 13 Septembre 1810, lequel posa des règles pour l'établissement des manufactures nuisibles et insalubres ; mais, par la plus singulière contradiction, ces dispositions n'eurent point d'effet rétroactif, sauf les dommages et intérêts dont pouvaient être passibles les propriétaires des manufactures qui préjudicieraient aux voisins. Quel dédommagement peut-on demander pour la perte de la santé ?

Il importe que l'administration prévienne de nouveaux inconvéniens par des réglemens basés sur les progrès des sciences physiques et chimiques. Que toutes les industries nouvelles rencontrent sur notre sol une protection et des règles uniformes. Si la pratique des arts n'était soumise qu'à la volonté de ceux qui les exercent, la santé publique serait chaque jour menacée.

Ce danger ne peut être éloigné que par les lumières d'hommes spéciaux, constamment chargés de ce service. Presque toutes les grandes villes du royaume ont un comité consultatif de salubrité, composé de chimistes, de fabricans instruits, d'architectes et de médecins, qui proposent à l'autorité les conditions des nouveaux établissemens et surveillent tous les détails de la salubrité publique.

Ce comité, chargé de la conservation et du perfectionnement des boîtes pour porter des secours aux noyés et asphixiés, aurait aussi la surveillance de tous les ateliers qui peuvent devenir dangereux, tels que la fabrication du gaz pour l'éclairage, les sécheries de morue (cette infectante industrie n'existe à Bordeaux que depuis cinq à six ans, et aurait dû en être bannie ou soumise à des règles auxquelles on n'a pas encore songé), celle des bonbons, où les ordonnances défendent d'introduire des préparations minérales, etc.

Il indiquerait les moyens d'assainir et de perfectionner tous les procédés de l'industrie, en les éclairant par les lumières de la science. Les mégisseries, tanneries, corroyeries, etc., réclament plus de conseils que de prohibitions. L'instruction spéciale des membres du

comité indiquerait le danger des établissemens privés
relativement à la masse des habitans, et veillerait à ce
que les embellissemens publics n'ôtent rien à la salubrité.

Enfin, ce comité publierait le résumé de tous les
bulletins d'inhumation. L'administration, comme la
médecine, y trouveraient l'exposition de toutes les causes nuisibles et des moyens de les prévenir, en d'autres
termes, les principes d'une bonne hygiène locale.

La mairie laisserait la grande responsabilité de la salubrité publique à ce comité, déjà réclamé par la société royale de médecine ; il serait composé de membres
plus actifs que nombreux, ses réunions devraient être
régulières, et la publication périodique de ses travaux
et de ses conclusions toujours motivées, lui mérite-
rait la confiance des conseils municipal et général,
en rassurant tous les citoyens.

CONCLUSIONS.

ICI, Messieurs, votre commission a terminé sa tâche laborieuse. Il lui en a coûté d'avoir à exposer tant d'imperfections; mais elle vous devait la vérité tout entière.

Ne craignez point de décourager des administrateurs, amis de l'humanité, par l'adoption des propositions que nous avons l'honneur de vous soumettre, et par l'étendue des soins qu'exige le complet assainissement de Bordeaux. La conservation et l'amélioration de la santé publique et particulière est leur premier besoin, et elle sera leur récompense.

L'entretien de la propreté de la voie publique n'exigera que de simples ordonnances de police ; le temps et l'exemple changeront peu à peu les habitudes privées qui nuisent à la salubrité. Cette nécessité sera souvent rappelée aux habitans, sans le concours desquels les efforts de l'autorité seront insuffisans. Le balayage et l'arrosage sont des moyens puissans de prévenir l'invasion du Choléra.

Le plus fort et le plus dispendieux travail est celui

de la construction de nouveaux égouts et leur raccord avec les anciens ; mais ce projet est déjà entré dans les prévisions de la mairie.

Le plan déjà adopté d'élargissement et d'ouvertures de rues n'exige aucune modification actuelle, le temps peut seul amener les améliorations désirées. Quant au pavage, auquel une somme énorme est annuellement destinée, mais à de trop longs intervalles, l'Intendance sanitaire sait que son président, M. le maire de Bordeaux, s'occupe d'une mesure financière qui, si elle est adoptée, nous fera jouir plus tôt du bienfait de cette immense réparation.

La distribution des eaux à domicile et pour le lavage public, ainsi que les services de la salubrité n'exigent de l'administration que la rédaction de deux cahiers de charge qui assurent les intérêts de la ville, et conséquemment laissent tous les soins comme toute la responsabilité à la charge des entrepreneurs.

La faible dépense de la construction d'une morgue ne peut être mise en question, ainsi que celle de quelques urinoirs publics et fosses d'aisance, comme d'un fourneau d'appel dans les latrines du Grand-Théâtre.

Les chiens de Terre-Neuve sont d'autant plus faciles à se procurer, qu'il y en a déjà plusieurs dans notre ville. Paris en a fourni à Lyon, et ces deux villes nous en céderaient. Les nombreux employés du port, des douanes et de l'octroi, garderaient et nourriraient ces utiles animaux pour une faible rétribution.

Il n'y aura que quelques inspecteurs de divers services de salubrité à créer ; la plus grande partie de la surveillance demandée peut être exercée par les agens sanitaires auxquels il suffira de donner des instructions plus détaillées, minutieuses même, et qui seraient rédigées par le comité de salubrité, ainsi que les projets de réglement sur les latrines, vidanges, etc.

Lorsque ces soins auront été pris, la population entière joindra ses efforts à ceux des magistrats; ainsi que dans plusieurs villes du nord, moins fortunées que Bordeaux, tous les citoyens aideront l'autorité par des souscriptions ou par une coopération spontanée qui aurait de nombreux imitateurs. La classe ouvrière saura que vous êtes aussi empressés à conserver ses familles qu'à les nourrir. Si l'insuffisance des récoltes ou les malheurs du temps obligeaient de chercher de l'occupation pour cette partie de la population, on ne lui assignerait plus de travaux improductifs et inutiles. Elle aurait à construire des égouts et des bassins, et le résultat serait favorable pour tous.

L'administration atteindrait ce but plus facilement, si ses efforts étaient plus connus et si tous les habitans,

sachant ce que leur bien-être réclame , connaissaient
en quoi ils peuvent et doivent seconder l'autorité. La
commission croit que la publicité de ce rapport favori-
serait l'accomplissement des vues qu'il renferme. Les
citoyens éclairés, sur leurs véritables intérêts soumet-
traient leurs répugnances , et feraient plus volontiers
les sacrifices exigés pour des besoins et par des motifs
appréciés par tous. Jamais il ne fut dit avec plus de
vérité que l'instruction est aussi une puissance.

En appelant l'attention publique sur les besoins et
les obstacles de l'assainissement complet de la ville ,
l'exemple donné par l'Intendance sanitaire provoque-
rait de savantes recherches , et de nouvelles et sages
observations rempliraient les lacunes de ce rapport.

Profitons de l'opportunité des circonstances pour
compléter à fond notre service sanitaire. La crainte
que chacun éprouve pour sa propre conservation s'al-
liera à l'attachement que l'on porte à sa ville , et ces
sentimens surmonteront toutes les résistances. L'exécution de ces projets protégera tous les habitans contre
les dangers et les retours du Choléra asiatique , et lui
fermeront à jamais les portes de notre cité, qui n'attend
que ces institutions pour s'élever au premier rang de
la salubrité et de la civilisation.

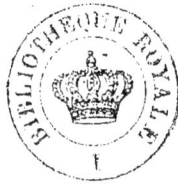